AF602653

ANALYSE DES EAUX ALKALINO-MARTIALES DE TRYE-LE-CHATEAU.

ANALYSE DES EAUX ALKALINO-MARTIALES DE TRYE-LE-CHATEAU,

AVEC L'EXPOSITION DE LEURS PROPRIÉTÉS;

Faite par M. FOURCY, *ancien Apothicaire Major des Camps & Armées du Roi, sous les yeux de M.* RAULIN, *Médecin ordinaire du Roi, Censeur Royal, Inspecteur Général des Eaux Minérales du Royaume, de la Société ~~Royale de Londres, des Académies des Belles-Lettres~~, Sciences & Arts de Berlin, de Bordeaux, &c. &c. Publiée par M.* PELVILAIN, *Propriétaire de ces Eaux Minérales.*

A AMSTERDAM;
Et se trouve A PARIS,
Chez J. FR. VALADE, Libraire, rue Saint-Jacques.

M. DCC. LXXIX.

Repudiat chemia nimium veloces ingenio ad præcipites quomas formandas; patientes laborum, atque varios experimentorum eventus prius sollicite comparantes inter se amat, suisque donat præmiis. BOERRH. *Elem. Chem.* Tome I, *Edit. Basil.* pag. 660.

A SON ALTESSE SÉRÉNISSIME MONSEIGNEUR LE PRINCE DE CONTI, PRINCE DU SANG.

MONSEIGNEUR,

SOUFFREZ que je présente à VOTRE ALTESSE SÉRÉNIS-

SIME, *l'Analyse des Eaux Minérales de Trye-le-Château. Leur vertu, jusqu'à ce jour, n'a été connue que dans les Pays circonvoisins. Les Sentimens de bienfaisance qui caractérisent* VOTRE ALTESSE SÉRÉNISSIME, *l'ont portée à m'en accorder la propriété, dans la vue qu'elles pourroient être d'une utilité plus générale. J'ai rempli cet objet important, selon les désirs de* VOTRE ALTESSE SÉRÉNISSIME; *j'ai rassemblé, dans un Traité particulier, les principes qui minéralisent ces*

Eaux ; j'en donne les propriétés d'après les Expériences & les Observations d'un Savant, occupé depuis long-temps, par ordre du Gouvernement, à des recherches nécessaires pour faire connoître de plus en plus les Eaux Minérales du Royaume, & pour les rendre plus généralement utiles. Si* VOTRE ALTESSE SÉRÉNISSIME *daigne agréer l'hommage que je lui fais de la découverte de ce don précieux de la Nature, Elle en*

* Monsieur Raulin, Médecin du Roi.

décidera tous les avantages en faveur de l'humanité souffrante.

Je suis avec le plus profond respect,

MONSEIGNEUR,

DE VOTRE ALTESSE SÉRÉNISSIME,

Le très-humble & très-obéissant Serviteur,

PELVILAIN.

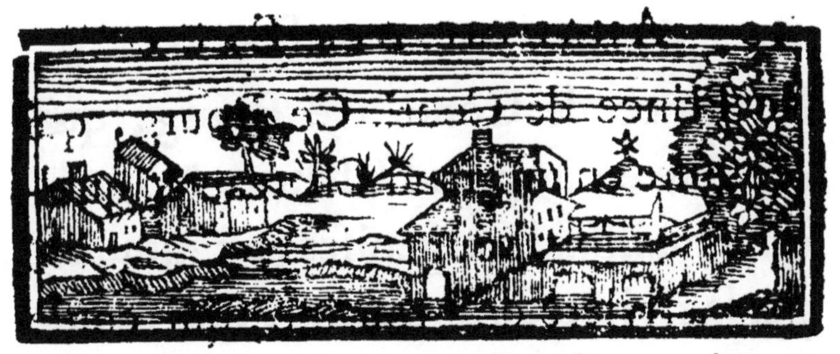

ANALYSE DES EAUX ALKALINO-MARTIALES DE TRYE-LE-CHATEAU,

AVEC L'EXPOSITION DE LEURS PROPRIÉTÉS.

TRYE-LE-CHATEAU est situé dans le Vexin François : c'est un petit Bourg, chef lieu du Comté du même nom ; il appartient à S. A. S. Monseigneur le Prince de Conti. Ce Bourg, qui consiste en un grand Château & quelques maisons bourgeoises, est mouillé par la riviere de Trouaine, qui coule le long du Bourg. Ce Bourg est ombragé par de belles avenues d'arbres de haute futaie; un beau tapis de gazon en augmente la fraîcheur & les agrémens. Du côté du midi, s'éleve une montagne couverte de bois, qui se prolonge vers l'est à perte de vue, & y forme un aspect agréable, par les différences variées qu'elle présente à la vue de distance en distance.

Trye-le-Château n'est éloigné de Paris que de quinze lieues; il est situé à une demi-lieue de Gisors, & à une petite lieue de Chaumont; il est percé dans toute ſa longueur, par une grande route qui communique avec les Provinces de Bretagne, de Normandie, de Picardie, d'Artois, &c.

Les Fontaines minérales ſont ſéparées du Bourg par la riviere : la ville de Giſors en eſt ſi près, que douze ou quinze minutes ſuffiſent pour aller de l'une à l'autre, d'autant mieux que la route en eſt neuve, & des plus belles du Royaume. La proximité de ces deux Villes, ſur-tout de celle de Giſors, qu'on peut conſidérer comme touchant aux Fontaines, procure aux malades, qui vont prendre des eaux ſur les lieux, des agrémens propres au rétabliſſement de leur ſanté, &

toutes les commodités néceſſaires à la vie. Il part de Paris, les Vendredis de chaque ſemaine, un carroſſe bien ſuſpendu, qui, dans le même jour, rend le voyageur à Trye. Il part auſſi de la Capitale, tous les Mercredis, une petite voiture pour Chaumont, qui, dans le même jour, traverſe le Bourg de Trye. Toutes ces facilités rendent l'emplacement des Eaux Minérales de Trye-le-Château des plus agréables & des plus commodes que l'on puiſſe trouver à portée de la Capitale & des Provinces auxquelles les grandes routes de Trye aboutiſſent.

Les Eaux Minérales de Trye ſont fournies par deux ſources très-abondantes : elles ſourdent par le fond de deux Fontaines bâties en pierre, ſituées chacune dans une petite prairie; l'une & l'autre ne ſont éloignées du Bourg, que d'une portée de fuſil. L'une eſt du côté de l'eſt, & l'autre eſt ſituée vers l'oueſt : celle-ci n'eſt ſéparée de la premiere que par un chemin. On nomme la premiere, *la fontaine de Conti*, & l'autre, celle de *Bourbon.*

Ces deux ſources contiennent les mêmes ſubſtances minérales; elles ne different en principes, qu'en ce que celle de Conti eſt plus ferrugineuſe que celle de Bourbon, & que celle-ci eſt plus ſaline que celle de Conti. Le baſſin de celle de Conti, qui eſt la plus abondante, a quinze ou ſeize pieds de circonférence ; huit ou neuf pieds font la circonférence du baſſin de celle de Bourbon.

Les Eaux de ces deux fontaines ſont froides, claires & limpides, & toujours également abondantes ; le mauvais temps ne les trouble jamais, & les plus grandes chaleurs n'y cauſent point de diminution. Ces Eaux Minérales peuvent être tranſportées au loin, ſans perdre de leurs vertus : elles ſe conſervent pendant pluſieurs mois, ſans éprouver d'altération ſenſible : elles n'y perdent pas de leurs qualités, quoiqu'il ſe forme dans le fond des bouteilles, où elles ſéjournent, un léger dépôt d'une poudre fine, en très-petite quantité, qui adhere & qui tient aſſez fortement au verre. Ce dépôt ſe forme dans quinze jours, & enſuite il ne paroît plus augmenter de volume.

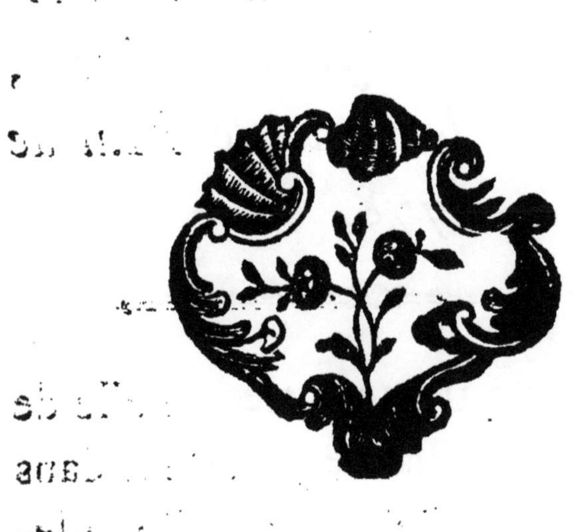

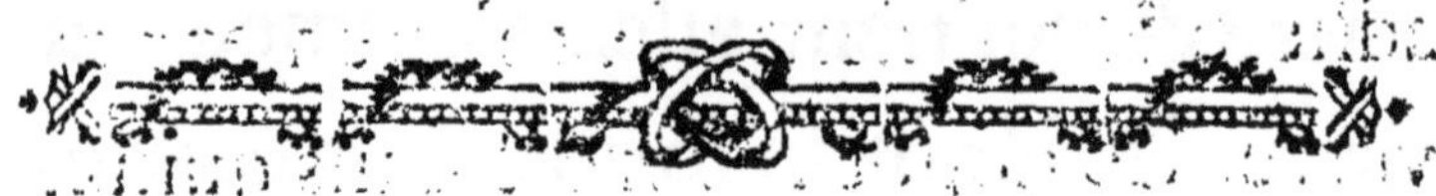

EXPÉRIENCES ANALYTIQUES,

FAITES sur les Eaux Minérales de Trye-le-Château, pendant le mois de Mai de l'année 1778.

1°. QUELQUES gouttes d'huile de tartre par défaillance, versées dans un verre d'Eau Minérale de Trye-le-Château, ne produisent aucun changement ni dépôt, & la liqueur reste aussi limpide qu'auparavant.

2°. La même Expérience étant

faite avec l'alkali volatil fluor, les résultats ſont les mêmes. On doit inférer de ces deux Expériences, que les ſubſtances qui ſont en diſſolution dans cette Eau Minérale, ſont en très-petite quantité, & que leur diſſolution eſt entretenue par la réaction que les alkalis font ſur elles.

3°. Quelques gouttes d'une ſolution nitreuſe mercurielle, verſées dans un verre d'Eau, l'ont rendue un peu louche, & lui ont donné une foible couleur d'opale; à peine s'eſt-il formé de dépôt.

Cette expérience prouve que les ſubſtances dont cette Eau eſt minéraliſée, ne ſont point tenues en diſſolution par l'acide vitriolique.

4°. Un peu de teinture de tournesol, ajoutée à un verre de cette Eau, ne l'a pas faite passer au rouge; ce qui indique que l'acide n'est pas prédominant.

5°. Le sirop de violettes, versé dans l'Eau Minérale, a conservé sa couleur bleue; ce qui prouve la parfaite neutralité entre l'acide & les substances en dissolution.

6°. De la poudre de noix de galles, répandue dans un verre d'eau minérale, n'y a occasionné aucun changement en pourpre. Lorsque cette poudre a été précipitée au fond de l'eau, il s'est formé à la superficie, un cercle couleur d'ardoise, & une pellicule irisée à sa surface.

Cette Expérience, faite à la source, fait prendre à l'eau une couleur purpurine ; ce qui prouve qu'elle n'a perdu cette propriété, que par la soustraction d'un peu d'acide surabondant.

7°. Quelques gouttes d'alkali prussien, versées dans un verre de cette eau, n'y ont occasionné aucun changement.

8°. Quelques gouttes de la liqueur teignante de Meyer, n'y ont pas produit d'autre effet.

9°. Cinq gouttes d'esprit de vitriol, mêlées dans un verre d'eau, & autant d'alkali prussien, lui ont fait prendre une couleur bleue, qui s'est éclaircie en déposant un peu de bleu de Prusse.

La même chose est arrivée à la liqueur teignante de Meyer.

10°. Un peu d'essence de savon ayant été étendue dans un verre d'eau, le savon ne s'est pas caillebotté; ce qui prouve que l'acide a pour base une autre substance qu'une terre absorbante : on aura occasion de faire des recherches sur la nature de cette base.

11°. Deux livres d'eau minérale, évaporées à une douce chaleur de bain de sable, dans une capsule de verre, ont donné un résidu pesant quatre grains ; ce résidu a fait effervescence avec les acides : il a été employé dix-huit grains d'acide nitreux pour saturer ce résidu. On doit conclure de cette Expérience, qu'il s'est échappé, pendant l'évaporation, un acide proportionné à la quantité de celui qui a été employé pour la parfaite saturation.

Cet acide de l'eau minérale, précipite une dissolution nitreuse mercurielle en blanc : de-là on peut inférer que cet acide est analogue à celui du sel marin, mais qu'il est beaucoup plus volatil ; ce qui l'a fait nommer par M. Sage, *acide marin volatil*, connu par quelques Néologues, sous le nom d'*air fixe*.

12°. On a ajusté à une cornue de

verre, qui contenoit deux livres d'eau minérale, un récipient enduit d'huile de tartre. Après avoir lutté exactement les jointures, il a été procédé à la distillation par une chaleur très-douce. On a promené quatre onces de la liqueur distillée dans un récipient, & l'ayant versée dans un verre, on y a répandu quelques gouttes d'une dissolution mercurielle nitreuse ; par ce mêlange, la liqueur a pris une couleur opale, & il s'est formé un peu de précipité.

13°. La même Expérience a été réitérée ; mais au lieu d'huile de tartre, on a mis une once de teinture de tournesol dans le récipient, qui a passé au rouge ; ce qui prouve que l'acide s'est dégagé des substances avec lesquelles il étoit uni : dans cet état libre, il a pris sur la teinture de tournesol, & l'a colorée en rouge.

14°. Dans quatre livres d'eau minérale, on a versé trente-six gouttes d'esprit de vitriol, & le tout a été évaporé dans une capsule de verre. Dans une demi-once de la liqueur restante, il s'est crystallisé du sel de Glauber en petites aiguilles, très-reconnoissable par son goût amer & par la figure de ses crystaux. Après avoir décanté la liqueur de dessus les crystaux, & avoir exposé la capsule à l'air libre, ces petits crystaux se sont effleuris ; ce qui prouve manifestement que la base de l'eau de Trye-le-Château est du *Natrum*, comme on a dû le présumer d'après l'Expérience 10e. On doit conclure de toutes ces expériences, que les Eaux Minérales de Trye-le-Château contiennent un peu d'alkali minéral, uni à un peu d'acide marin volatil, une ſubſtance martiale combinée avec le même acide, & un peu de terre qui ſe dépoſe par l'évaporation, & qu'on ne peut parvenir à rediſſoudre par aucun acide.

Il réſulte de ces Expériences, que les Eaux Minérales de Trye-le-Château contiennent une portion ferrugineuſe intimément combinée avec le *Natrum;* que le fer y eſt diſſous par un acide; que par conſéquent il doit y être conſidéré ſous un état abſolument ſalin, & que, par la combinaiſon

naiſon de leurs principes, ces Eaux peuvent être comparées avec la teinture martiale de Stahl.

Ferrum, dit Boerrhaave, *quod videtur inter cætera metalla plus accedere ad terram vegetantium animaliumque, proxime quoque animalibus & vegetantibus, admittitur, atque utrumque etiam in iiſdem forte digeri poſſe videtur unde etiam in homine præſtantem largitur, & ſine noxa medelam; dum cætera metalla violentius agunt* *.

Le fer, dans quelque état qu'on le ſuppoſe, eſt toujours aſſocié avec

---

* BOERRH. *Element. Chemi.* Tome I, *Editio Baſil.* page 663.

une portion de zinc; & pour s'en assurer, on n'a qu'à le dissoudre dans un acide qui ait un rapport égal avec le zinc; comme, par exemple, le réduire en vitriol martial : cette combinaison de l'acide vitriolique avec le fer, peut être décomposée par la simple action du feu, qui volatilise l'acide vitriolique, & réduit la substance martiale en colchotar; mais il n'en est pas de même de cet acide avec le zinc, qui résiste au feu. Après la calcination, on retrouve cette combinaison en entier dans la lessive du colchotar.

Parmi les résidus de ces Eaux Minérales, j'ai examiné un dépôt ferrugineux par l'acide vitriolique & la calcination. Le colchotar de ce vitriol bien calciné & lessivé, n'a pas produit un atome de vitriol de zinc.

D'où on doit conclure que l'acide qui tient le fer en dissolution dans les Eaux Minérales ferrugineuses, n'a point d'action sur le zinc, & que c'est peut-être le seul moyen d'avoir le fer dans le plus grand degré de pureté possible. Cette doctrine ne contredit en aucune maniere celle qui a été établie dans le parallele des Eaux Minérales, &c.

En général, on ne connoît pas assez le rapport des acides avec les métaux; il n'y a peut-être pas de moyen plus sûr que le précédent;

pour séparer les métaux de leur mélange réciproque, c'eſt-à-dire, de leur alliage : nous en avons un exemple frappant dans l'argent.

Il n'y a pas de Chymiſte qui ne ſe ſoit apperçu de l'inſuffiſance de la coupelle pour purifier l'argent de la portion de cuivre qu'il contient, puiſqu'en faiſant cryſtalliſer une diſſolution d'argent de coupelle dans l'acide nitreux, il reſte dans l'eau mere une diſſolution de cuivre qui n'a pas la propriété de ſe cryſtalliſer.

Les Médecins s'apperçoivent tous les jours que les préparations de fer donnent plus ou moins de nauſées, ſelon la délicateſſe des malades. Il y a tout lieu d'attribuer cette qualité nauséabonde à la propriété émétique du zinc contenu dans le fer.

Le fer ne passe pas dans la masse du sang par la voie des digestions, selon que *M. Raulin* l'a démontré dans le Traité analytique des Eaux Minérales, & dans d'autres Ouvrages; de même le zinc ne fait qu'agir sur les houpes nerveuses de l'estomac & du canal intestinal, selon le plus ou le moins de sa qualité : c'est pourquoi il est des Eaux Minérales ferrugineuses, dont il ne faut faire usage qu'avec précaution, par rapport à la trop grande quantité de fer & de zinc dont elles sont imbues, telles que celles de Spa, &c. Voyez le parallele.

Les Artificiers préferent la fonte réduite en limaille; & les Médecins prescrivent la limaille d'acier les premiers, parce qu'il y a plus de zinc dans la fonte, & que les fusées produisent une flamme plus brillante; & les derniers, parce que l'acier contient de ce métal le moins possible: cependant il n'en est jamais totalement privé, puisque la limaille de zinc est attirée par l'aimant, de même que celle de l'acier.

J'ai examiné le fer depuis la fonte jusqu'à l'acier, par l'acide vitriolique, la calcination & la lessive du colchotar; & j'ai remarqué que le fer, dans ces différens états, a toujours fourni plus de vitriol de zinc avec la fonte qu'avec l'acier.

D'après ces Expériences, les Chymiſtes doivent conclure que les Eaux Minérales de Trye-le-Château, par rapport à l'alkali minéral qu'elles contiennent, ſont fondantes, & que le fer doit leur donner néceſſairement une vertu déſopilative. C'eſt par l'obſervation, guidée par les lumieres de la Médecine, qu'on en conſtatera les effets & les avantages qu'on peut en retirer.

Le Public, juſtement prévenu en faveur des Eaux Minérales de Trye-le-Château, en jugeant de leurs qualités dans les maladies, par celles dont on guérit tous les jours par leur uſage, y a recours avec la plus grande confiance dans les dérangemens de l'ordre des digeſtions, dans les engorgemens & les obſtructions des viſceres du bas ventre, dans les fievres intermittentes, dans les affections nerveuſes & hypocondriaques; elles préviennent les engorgemens d'un ſang hémorroïdal dans les viſceres, & les cruels ſymptômes qui en ſont les ſuites; elles retabliſſent les hémorroïdes & les regles ſupprimées; elles remédient aux pertes de l'une & l'autre eſpece, lorſqu'elles ſont occaſionnées par des engorgemens & des obſtructions; elles ſont un remede ſouverain dans les pâles couleurs, dans la cacochymie, de l'un & de l'autre ſexe, dans les pertes blanches, &c.

On donnera tous les ans des obſervations ſur les effets que les Eaux de

Trye-le-Château auront produit dans les maladies, afin que le Public leur donne de plus en plus la confiance qu'elles méritent, & qu'elles deviennent plus généralement utiles à l'humanité souffrante.

Les Eaux Minérales de Trye-le-Château supportent le transport sans se décomposer. On l'a déjà observé; elles conservent leurs propriétés pendant plusieurs mois, sans éprouver d'altération sensible. On peut en faire usage dans tous les temps de l'année, lorsqu'elles sont transportées. On les prend à la source dans les deux saisons ordinaires; leur dose est de deux livres jusqu'à quatre : on se prépare à leur usage par les mêmes précautions que l'on prend pour celui des autres

Eaux Minérales : on obſerve le même régime de vie, & l'on doit ſe gouverner en tout, avant, pendant qu'on les prend, & après qu'on les a priſes, d'après les conſeils des Maîtres dans l'Art de guérir.

Si l'on conſidere les Eaux de Trye-le-Château, d'après les principes qui les minéraliſent, d'après leur analogie avec d'autres eaux qui ſont imbues des mêmes principes, & d'après les obſervations des gens de l'Art, on ne peut leur refuſer des qualités toniques, apéritives, & propres ſur-tout à neutraliſer les acides des premieres voies. Elles ſont de nature à diviſer & diſſoudre les glutinoſités des premieres voies, à préſerver des fâcheuſes incommodités qui en ſont ordinairement les ſuites. Elles conviennent principalement dans les embarras des voies urinaires, lorſqu'ils ſont chroniques ou accidentels, pourvu qu'ils ne ſoient point inflammatoires. Les Eaux de Trye rétabliſſent l'ordre des ſécrétions & des excrétions, lorſque ces évacuations ſont retardées ou ſupprimées. Elles ſont principalement ſtomachiques; elles préviennent & remédient aux accidens qui dépendent de la léſion des organes de la digeſtion; tels ſont la migraine, les rots, les hoquets, les borborigſmes, &c. Elles ſont eſſentielles dans les affections mélancholiques & vaporeuſes, dans les coliques néphrétiques, bilieuſes & venteuſes, &c.

FIN.

www.ingramcontent.com/pod-product-compliance
Ingram Content Group UK Ltd.
Pitfield, Milton Keynes, MK11 3LW, UK
UKHW022001260726
13994UKWH00004B/1890

9 782329 428239